AF299561

NOTE

SUR LES

INHALATIONS D'OXYGÈNE

PAR

S. LIMOUSIN

PHARMACIEN
Ancien interne des hôpitaux, membre de la Société d'émulation
pour les sciences pharmaceutiques

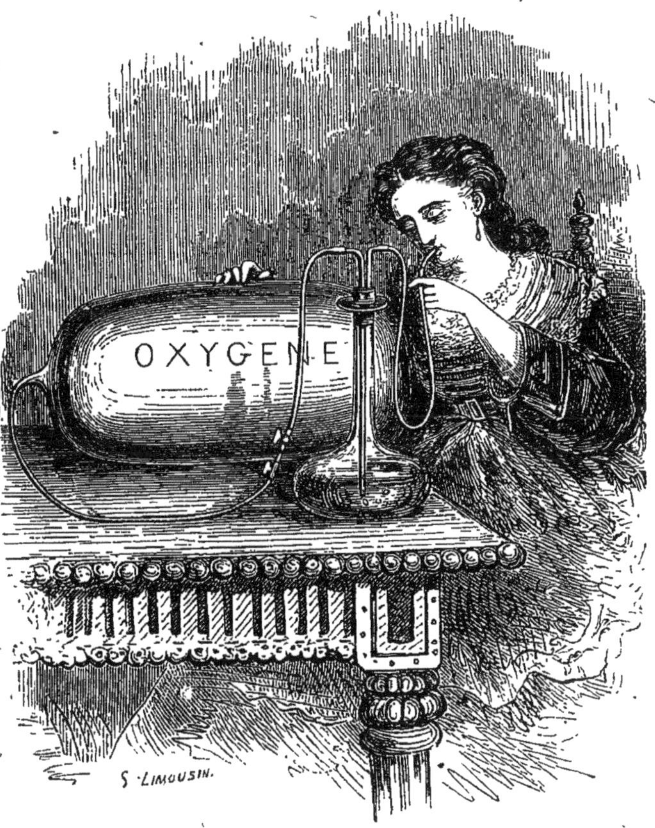

PARIS

Chez l'Auteur, S. LIMOUSIN, Pharmacien, 2, rue Blanche
SUR LA PLACE DE LA TRINITÉ
1866

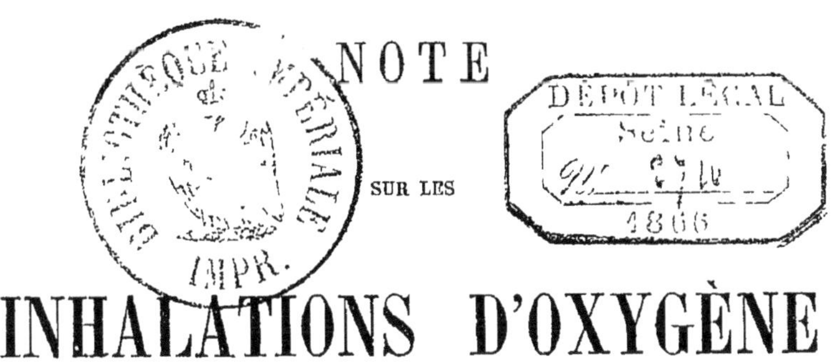

NOTE

SUR LES

INHALATIONS D'OXYGÈNE

PAR

S. LIMOUSIN

PHARMACIEN

Ancien interne des hôpitaux, membre de la Société d'émulation

pour les sciences pharmaceutiques

PARIS

Chez l'Auteur, S. LIMOUSIN, Pharmacien, 2, rue Blanche

SUR LA PLACE DE LA TRINITÉ

—

1866

NOTE

LES INHALATIONS D'OXYGÈNE

Les travaux récents du docteur Demarquay, et les remarquables résultats obtenus par les médecins qui se sont associés à ses recherches, sur l'action du gaz oxygène pur sur l'économie, ont fait prendre à la médication pneumatique une grande extension.

Les observations curieuses recueillies par les docteurs Trousseau, Monod, Nonat, Hervé de Lavaur, Foley, Thierry-Mieg, Saint-Vel, Duchenne (de Boulogne), etc., et relatées dans l'*Essai de Pneumatologie médicale* [1], que le docteur Demarquay vient de publier, attirent l'attention des praticiens sur cette thérapeutique toute nouvelle et si rationnelle.

Je me suis, depuis déjà plus de deux ans, appliqué à rendre aussi pratique que possible cette nouvelle médication, en indiquant les moyens les plus simples et les plus économiques, pour préparer facilement et

---

[1] *Essai de Pneumatologie médicale*. Recherches physiologiques, cliniques et thérapeutiques sur les gaz, par S.-N. Demarquay. Paris, 1866. Chez J.-B. Baillière et fils, rue Hautefeuille, 19.

abondamment le gaz oxygène pur[1], en donnant les moyens de le doser commodément et en simplifiant l'appareil inhalateur[2].

Rempli de confiance dans l'avenir d'un médicament d'une aussi grande valeur, je cherche à le rendre accessible aux malades dans toutes les positions, et je désire fournir aux médecins des moyens de le prescrire sans entraîner leurs clients dans des frais trop considérables. C'est dans ce but que j'organise une salle spéciale d'inhalation et que je mets à la disposition du médecin et du malade des appareils dont on n'aura à supporter que le prix de location.

Mon intention n'est pas de reproduire ici toutes les intéressantes observations relatives aux maladies dans lesquelles l'administration du gaz oxygène a donné. d'heureux résultats.

Les médecins, auxquels s'adresse cette note, trouveront tous ces détails curieux dans les journaux de médecine et dans les ouvrages spéciaux publiés sur ce sujet[3]. Je me bornerai à rappeler que c'est surtout dans les maladies qui ont pour cause une altération du sang qu'on en a obtenu de bons effets, et souvent des résultats merveilleux.

---

[1] Voir le *Journal des Connaissances médicales* (20 décembre 1864), le *Bulletin de Thérapeutique* (28 février 1865), *l'Union médicale*, *l'Union pharmaceutique*, 1865.

[2] Voir le *Journal des Connaissances médicales* (20 octobre 1865).

[3] Voir les Comptes rendus de l'Académie des sciences, 25 janvier, 8 février et 7 mars 1864. Mémoire présenté par MM. Demarquay et Leconte. (Andral et Claude Bernard, rapporteurs.)

La chlorose, la chloro-anémie, l'asthme, le dia-
bète ont été combattus avec succès par ce moyen.
Les tempéraments lymphatiques et scrofuleux sont
modifiés rapidement, sous l'influence de ce gaz, et
l'augmentation considérable d'appétit qu'il déter-
mine en fait un médicament précieux pour combattre,
la dyspepsie et certains états maladifs des voies di-
gestives.

C'est un adjuvant énergique de l'électricité dans les
paralysies.

L'oxygène offre aussi au chirurgien un médicament
précieux dans bien des cas.

Il résulte des faits intéressants observés dans le
service chirurgical du docteur Demarquay, à la mai-
son Municipale de Santé, que ce gaz, en applications
externes sur des surfaces ulcérées, a, dans des cas
particuliers, amené d'excellents résultats.

Mais c'est surtout quand on administre l'oxygène,
en inhalations pendant plusieurs jours, chez les malades débilités et affaiblis, qu'on en obtient de merveilleux effets. Bien des malades épuisés, qui n'au-
raient pu résister à des opérations chirurgicales
longues et douloureuses, ont vu leurs forces se rani-
mer et leur état général se modifier, sous l'influence
de ces inhalations, de manière à pouvoir supporter des opérations qu'il eût été imprudent de pra-
tiquer auparavant.

De même aussi, certains malades, languissants et
affaiblis par une convalescence prolongée, à la suite
de certaines opérations chirurgicales, ont vu leur ap-

pétit revenir et leurs forces renaître sous l'influence réparatrice de l'oxygène.

La dose à laquelle il convient de l'administrer varie nécessairement suivant l'âge, la force, la constitution du malade, la nature de l'affection qu'on veut combattre, et doit, dans tous les cas, être réglée par le médecin.

Dans la pratique ordinaire, on en fait respirer de 10 à 30 litres par jour, parfois même 40, en une fois ou en deux, généralement avant le repas.

Dans tous les cas, la dose de 20 à 30 litres par jour peut être presque toujours supportée par le malade sans danger. Du reste, afin de dissiper toute crainte à cet endroit, je ne crois pouvoir mieux faire que de citer ce passage de l'ouvrage du docteur Demarquay sur ce sujet.

« Tous ceux qui, soit spontanément, soit sur mon
« conseil, ont prescrit ou respiré eux-mêmes ce gaz,
« ont été convaincus de son innocuité, comme moi-
« même je le suis par mon expérience personnelle.
« Ce fait est très-important, car ce gaz aura ainsi un
« avantage sur la plupart des agents de la thérapeu-
« tique, c'est qu'il pourra être appliqué, avec quel-
« ques précautions, sans pouvoir amener d'accidents
« sérieux, et comme, à notre sens, il est appelé à
« rendre de grands services, c'est donc une propriété
« très-remarquable qu'il importe de signaler.
« Quand on peut respirer impunément 20 à 30
« litres d'oxygène, on ne comprend pas les craintes
« exprimées à son endroit par plusieurs chimistes et

« physiologistes. Non-seulement j'ai respiré à plu-
« sieurs reprises cette quantité d'oxygène sans nul
« inconvénient, mais mes amis les docteurs Foley et
« Saint-Vel ont suivi mon exemple ; mes élèves et
« d'autres ont également respiré cet agent, sans éprou-
« ver autre chose que des phénomènes passagers. J'ai
« déjà fait respirer l'oxygène à un grand nombre de
« malades, et aucune des personnes qui se sont sou-
« mises à l'action de l'air vital, dans la limite de 10 à
« 30 litres, n'a éprouvé le plus petit accident. J'in-
« siste sur ce fait, afin de rassurer les personnes timo-
« rées à l'endroit des agents nouveaux. »

La durée du traitement, qui varie aussi beaucoup
suivant la nature de la maladie, est ordinairement
de deux à quatre semaines.

Appareil inhalateur.

L'appareil inhalateur figuré ci-dessous se compose,
comme on le voit, d'un ballon en caoutchouc et d'un
flacon laveur fonctionnant à la manière d'un nar-
ghilé. Voici, du reste, comment on opère :

On introduit dans le ballon en caoutchouc la quantité de gaz oxygène, pur ou mélangé d'air, qu'on
veut faire respirer, et on adapte son robinet fermé

au raccord en cuivre qui termine le premier tube qui plonge au fond du flacon.

Le malade introduit dans sa bouche l'espèce de bout de pipe qui termine l'autre tube. On ouvre le robinet du ballon, le gaz s'échappe à travers l'eau dont on a eu soin de garnir le flacon, un peu au-dessous de la naissance du col, et se rend dans la bouche à chaque mouvement d'inspiration.

Ce mouvement arrivé à son terme, on comprime entre le pouce et l'index le tube en caoutchouc au-dessous de l'embouchure pour empêcher le gaz de s'échapper et de se perdre. Le malade retient alors un instant dans l'intérieur des poumons le gaz inspiré et le rejette doucement quand le mouvement d'expiration vient à se produire. On continue ainsi jusqu'à ce que le ballon soit complétement vide.

Il faut avoir soin, au moment de l'expiration, de retirer le tube de la bouche, car l'insufflation dans l'intérieur du flacon ferait remonter l'eau dans le tube et même dans le ballon.

En opérant de cette manière, on laisse toujours entrer dans les poumons, en même temps que l'oxy-gène, une petite quantité d'air atmosphérique qui pénètre par les fosses nasales. Si l'on voulait, dans certains cas particuliers, respirer le gaz complète-ment pur, il suffirait de se pincer le nez de manière à empêcher l'introduction de l'air.

Il faut autant que possible, quand on a commencé l'inhalation, ne pas respirer en dehors de l'appareil, afin que le gaz oxygène, pénétrant sans interruption dans les poumons, puisse y produire l'hématose du sang d'une manière continue.

Cet appareil offre plusieurs avantages. Il enlève au gaz l'odeur désagréable que lui communique toujours

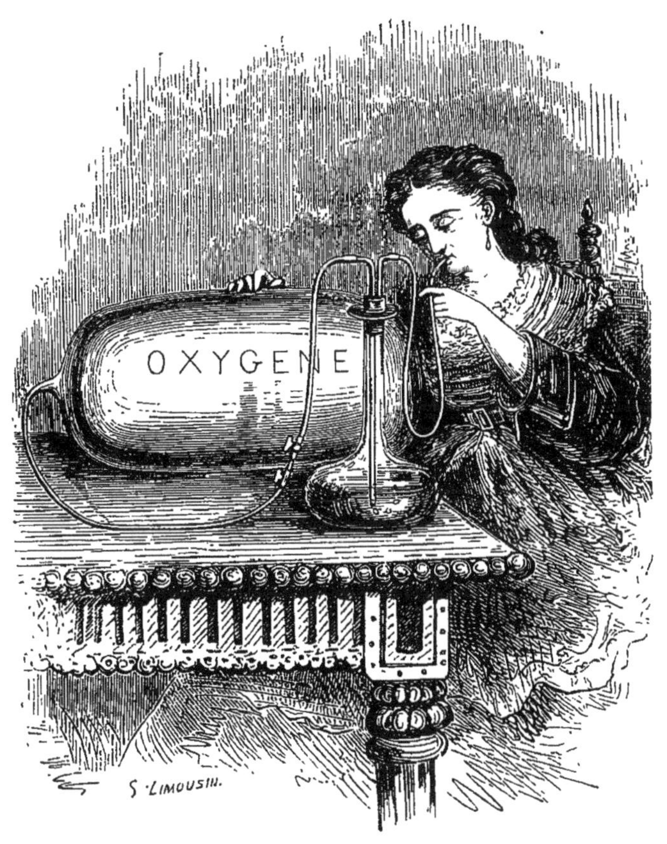

le caoutchouc; il arrête la poussière de talc qui recouvre la surface intérieure des ballons et qui produit souvent un effet irritant sur les muqueuses bronchiques. L'eau qui lave le gaz et l'épure, pour ainsi

dire une seconde fois, le rafraîchit et le sature con-
venablement d'humidité. Elle peut servir de dissol-
vant à certains agents médicamenteux qu'on y dis-
sout ou qu'on y suspend, suivant l'indication du
médecin.

C'est ainsi que le goudron, l'iode, l'acide phéni-
que, le chloroforme, etc., peuvent venir ajouter leur
action spéciale aux effets de l'oxygène.

Tel est l'appareil inhalateur que j'ai construit pour
remédier à quelques inconvénients que présentait
celui qui est figuré à la page suivante et dont je
donne ici la description; car dans certains cas il
peut offrir des avantages particuliers.

A chaque mouvement régulier d'inspiration on
puise environ 1/2 litre d'oxygène dans l'appareil.

Appareil inhalateur Galante.

Cet appareil, exécuté par M. Galante sur les indi-
cations du docteur Demarquay, se compose d'un
réservoir A en caoutchouc, ayant sensiblement la
forme d'un petit tonneau quand il est gonflé. Les
deux parties supérieures et inférieures sont des dis-
ques solides et résistants qui viennent s'appliquer
l'un contre l'autre quand il est vide. Il porte à sa

partie supérieure un tube *f*, muni d'une embouchure *c*
pour respirer et d'un robinet *e*. A sa partie inférieure
se trouve un tube *d* muni d'un robinet *b*, qui s'adapte
exactement à celui *a* d'un ballon rempli de gaz.

Les deux robinets étant réunis et ouverts, quand
l'appareil A est vide et replié sur lui-même, il suffit
d'exercer une légère pression sur le ballon pour chas-

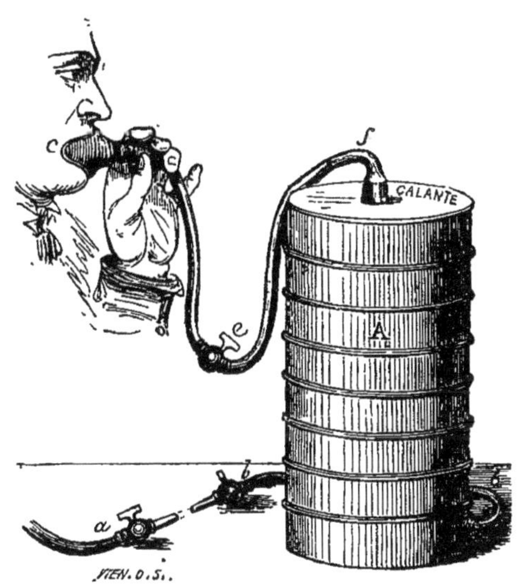

ser le gaz et le faire pénétrer dans l'inhalateur, dont
on a eu soin de fermer le robinet *e*.

Sa contenance ordinaire, suivant qu'il est plus ou
moins gonflé, est de quinze ou vingt litres.

Pour s'en servir, il suffit, quand il est rempli de
gaz, d'ouvrir le robinet *e*, d'adapter l'entonnoir *c* à la
bouche aussi exactement que possible et de se livrer
à de profondes inspirations. A chaque mouvement

inspiratoire, on voit le tonnelet diminuer de volume. Pour empêcher les produits de l'expiration de rentrer dans l'appareil, on serre les lèvres et on expire par le nez, ou mieux on serre entre le pouce et l'index le tube au-dessous de l'embouchure.

Eau oxygénée.

L'eau oxygénée, dont les bons effets dans la dyspepsie et dans certaines autres affections ont déjà été constatés, est un adjuvant utile dans le traitement par les inhalations d'oxygène.

Cette eau, qui n'a aucun rapport avec le bioxyde d'hydrogène découvert par Thenard, est une simple dissolution d'oxygène, et peut être employée sans inconvénient à la dose d'un verre le matin et d'un verre le soir.

Elle est délivrée en siphons ou en bouteilles et est préparée de la même manière que l'eau de Seltz artificielle.

Le gaz acide carbonique y est simplement remplacé par du gaz oxygène pur.

SALLE D'INHALATION

J'ai réuni à ma pharmacie, 2, rue Blanche, une salle d'inhalation spéciale, avec une entrée par la rue Saint-Lazare, où les médecins peuvent amener ou envoyer les malades qu'ils désirent soumettre aux inhalations de gaz oxygène.

Le matin, de neuf à onze heures, et le soir de trois à cinq heures, on y reçoit les malades présentés par leur médecin ou munis d'une ordonnance, et on leur fait respirer, sous ma direction, la dose prescrite de gaz oxygène.

Prix.

Une séance d'inhalation, jusqu'à la dose de dix litres de gaz oxygène pur ou mélangé d'air, coûte 1 franc. Au delà de la dose de dix litres on paye 10 centimes en plus par chaque litre de gaz.

Il n'est rien perçu pour la location des appareils.

Prix des Appareils.

L'appareil inhalateur de S. Limousin, se composant du flacon laveur avec ses ajutages et d'un ballon en caoutchouc de vingt litres, se vend 30 francs ; avec un ballon de quinze litres, 25 francs.

Avec un support en cuivre, pour maintenir le ballon, 12 francs en plus.

———

L'appareil inhalateur, avec le tonnelet, son embouchure en porcelaine et un ballon de trente litres, se vend 45 francs.

———

Prix de l'eau oxygénée.

L'eau oxygénée se vend 1 franc le siphon, 60 centimes la bouteille.

———

Location des Appareils.

Pour les malades qui ne pourraient se déplacer et qui ne voudraient pas faire l'acquisition d'un appareil, je leur en donne en location, sur la demande du médecin.

La location est faite à raison de 5 francs par semaine. Si le malade continue son traitement et conserve l'appareil assez longtemps pour que la valeur en soit couverte par la location, il demeure sa propriété.

Prix du Gaz oxygène.

Le prix du gaz est fixé à **10** centimes le litre, et on le porte à domicile dans tous les quartiers de Paris sans augmentation de prix. Chaque jour on passe prendre le ballon vide et on en remet un plein.

Tout malade en traitement est prié de prévenir quand il ne veut pas qu'il lui soit livré de gaz, car autrement, toute provision portée à domicile est considérée comme livrée.

Les pharmaciens auxquels il sera demandé du gaz oxygène, et qui ne voudraient pas le préparer eux-mêmes, peuvent en envoyer prendre à ma pharmacie, où il leur sera fait la remise d'usage.

On expédie, en province et à l'étranger, des appareils et même du gaz oxygène, dans les localités dépourvues de pharmaciens.

Il a été établi un dépôt, à la pharmacie centrale, 7, rue de Jouy, où les pharmaciens trouveront toujours du gaz oxygène et des appareils, mais où il n'en sera jamais délivré directement aux malades, même sur l'ordonnance de leur médecin.

Paris. — Typographie HENNUYER ET FILS, rue du Boulevard, 7.

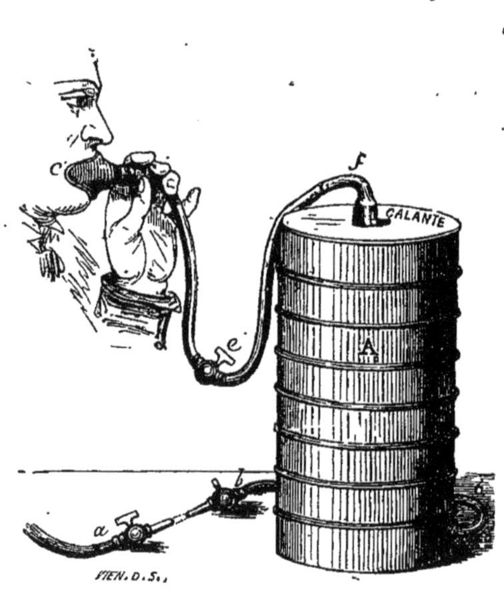

Paris. — Typographie Hennuyer et Fils, rue du Boulevard, 7